Lippen Beauty

LIPPENBEAUTY

Inhaltsverzeichnis

Vorwort 5

Lippenpeeling – Scrub 8

   Woraus werden Lippenpeelings hergestellt? 10

   So lagert man Lippenpeelings 12

   Kokosnuss und Honig Lippenpeeling 13

   Minze Lippenpeeling 14

   Brauner Zucker & Honig-Peel 16

   Regenerative Schokoladen Lippenpeel-Maske 17

   Zimt Lippenpeeling für pralle Lippen 19

   Orangen-Lippenpeel 20

   Bubblegum Lippenpeeling 22

   Kiwi-Erdbeer Lippen-Scrub 24

   Kaffee- und Honigpeeling 26

   Mandel-Lippenpeeling 27

   Aufhellender Rosenblätter & Milchscrub 28

   Zitronen-Lippenpeeling 29

   Vanille Kokosnuss Lippenpeeling 30

   Vitamin E Lippenpeeling 31

   Minz-Schoko Kaffee Scrub 32

   Aspirin Lippenpeeling 33

   Meersalz und Zucker Lippenpeeling......35

   Shea Butter-Zuckerpeel 36

Lippen-Masken 37

   Honig & Kokosöl-Maske 39

LIPPENBEAUTY

Avocado & Honig - Maske 40

Honig & Gurke - Lippenmaske 41

Joghurt & Kiwi - Maske 42

Ananas & Quark – Maske 43

Joghurt & Zitronen - Peelmaske 44

Olivenöl & brauner Zucker Peelmaske .. 45

Aloe Vera & Zucker-Maske 46

Anti-Aging Lippenmaske 47

Anti-Falten Lippenmaske 48

Zimt & Pfefferminz Lippen-
Vergrößerungsmaske 49

Lippenbalsame 50

Getönter Rosen- Lippenbalsam 52

Pfefferminzöl Lippenbalsam 53

Shea Butter Lippenbalsam 54

Limettenbalsam 55

Grapefruit Lippenbalsam 56

Ahorn & Mandel - Lippenbalsam 57

Vanille & Orange -Lippenbalsam 58

Lavendel-Minze-Lippenbalsam 59

Himbeere & Zitronen & Kokosbalsam ... 60

Kokos & Shea-Lippenbalsam 61

Minze & Schoko-Lippenbalsam 62

Getönte Lippenbalsame 63

Lippenbalsam Basis 64

Rot-Braune Töne 66

Tiefe Rot Töne 67

Bräunliche-Rosa Töne 68

Reines ätherisches Öl Lippenbalsam 69

Lippen-Vergrößerung: Lippen-Plumper 70

Lippenplumper-Öl 73

Butteriger Lippenplumper 74

Glänzender Vergrößerungsgloss 75

Anti-Aging Lippen-Plumper 76

Der bunte Lippenplumper 77

TIPPS BEI DER VERWENDUNG VON
LIPPENPLUMPER 79

Wie man mit einfachen Schritten weiche
Lippen bekommt 80

Schlusswort 87

Impressum 88

Weitere Bücher von Beauty Academy ... 88

Vorwort

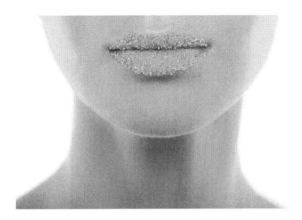

Jede Frau träumt von schönen Lippen. Lippen sind eines der erotischen Merkmale einer Frau. Bei Deinem Lächeln geht es nicht nur um Deine perlweißen Zähne, sondern vor allem auch um Deine Lippen!

Lass Dich in eine Welt von schönen, gepflegten und prallen Lippen verführen, die auch Du dank natürlicher Wirkstoffe bekommen wirst.

Der Ratgeber beinhaltet unzählige Rezepte für selbstgemachte:

Lippenpeelings

Lippen-Masken

Lippen-Balsame

Getönte Lippenbalsame

Lippen-Plumper

Lippenmasken sind ein Neuling in der Beauty-Szene, aber sie sind definitiv etwas, das man nicht verpassen sollte! Lippenmasken sind unerlässlich, um Deine Lippen prall und geschmeidig zu halten!

Lippenpeelings bereiten Deine Lippen auf die wirksame Pflege vor.

Lippenplumper sind wirksame kosmetische Anwendungen, die Deine Lippen optisch vergrößern werden und diese noch zusätzlich prall machen werden!

Lippenbalsame sind ein Muss für eine gute und ausreichende Pflege Deiner Lippen, damit diese niemals austrocknen und schön anzusehen sind.

Vorteile der Rezepte dieses Ratgebers:

100% Natur

100% Naturkosmetik

Sehr geringe Kosten

Volle Wirkung: schöne, pralle Lippen

Die Herstellung Deiner eigenen selbstgemachten Lippen-Produkte ist ein leichtes Projekt für Anfänger und auch erfahrene Anwender.

Lippenpeeling – Scrub

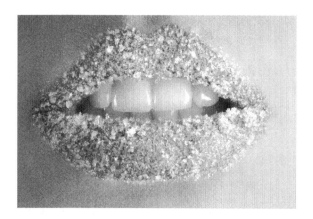

Lippenpeelings gehören zu den neuesten Trends in Sachen Schönheitspflege.

Wenn es um unsere Lippen geht, legen wir oft mehr Wert darauf, dass wir sie mit Feuchtigkeit versorgen. Aber Lippen muss man regelmäßig peelen, um einen gesunden, glatten Schmollmund zu erhalten.

Ein Lippenpeeling hilft, tote und rissige Haut abzuschälen und hilft Deinem Lippenbalsam tiefer in die Haut einzudringen.

Das Ergebnis?

Geschmeidige, rosigere und gesündere Lippen. Du musst nun nicht ein Vermögen für den Kauf teurer Peelings von der

Drogerie ausgeben, die noch dazu voller Chemie sind. Du kannst Dir Deine eigenen Lippenpeelings schaffen, mit Deinen Lieblingszutaten aus der Küche. Und ohne Chemie!

Woraus werden Lippenpeelings hergestellt?

Ein Lippenpeeling enthält zwei Komponenten: eine Peelingsubstanz und ein Pflegemittel.

Das Pflegemittel bildet eine feuchtigkeitsspendende Basis für das Peeling und erleichtert die Anwendung auf den Lippen. Diese beiden Komponenten gehen Hand in Hand, um Deine Lippen mit Feuchtigkeit zu versorgen und zu glätten.

Brauner Zucker ist der Meister des Peels. Brauner Zucker ist so ein wunderbares Peeling für die empfindliche Haut auf unseren Lippen. Es ist viel weicher als normaler Zucker, aber STARK genug, um abgestorbene Hautzellen zu entfernen und Platz für die gesündere, leuchtende Haut zu schaffen, die sich durchsetzt!

Brauner Zucker wirkt ein wenig wie Glykolsäure, aber lasse Dich von diesem Wort nicht einschüchtern! Glykolsäure ist eine völlig natürliche Fruchtsäure, die die Haut LIEBT, und sie Bakterien bekämpft und hilft, alte Haut abzuschütteln, um neue, frische und jünger aussehende Haut zu entdecken! Es hilft auch, die Sonnenschäden zu verbessern und

LIPPENBEAUTY

unterstützt die alternde Haut. Daher ran an den brauen Zucker!

So lagert man Lippenpeelings

Es ist immer ratsam, Ihre selbstgemachten Lippenpeelings in kleinen Mengen herzustellen. Sie bleiben frisch und halten Dir etwa eine Woche lang. Bewahre das Peeling in einer sauberen und trockenen, alten Lippenbalsam- oder Lidschattenhülle auf. Es wird empfohlen, den Behälter eine Weile in heißem Wasser zu sterilisieren, um Keime zu vermeiden. Kühle dann den Inhalt am besten im Kühlschrank und verwende es innerhalb einer Woche.

Kokosnuss und Honig Lippenpeeling

Was man braucht:

1 Esslöffel Kokosnussöl

1 Esslöffel Bio-Honig

2 Esslöffel brauner Zucker

1/2 Esslöffel lauwarmes Wasser

Beginne mit dem Mischen von Kokosöl und Honig. Den braunen Zucker und das lauwarme Wasser zu dieser Mischung hinzufügen.

Reibe die Mischung zwei bis drei Minuten lang in kreisenden Bewegungen auf die Lippen und spüle sie dann mit lauwarmem Wasser ab.

Warum das funktioniert

Kokosöl ist mit Antioxidantien und Fettsäuren gefüllt, die die Haut pflegen, während der braune Zucker als natürliches Peeling wirkt, das hilft, tote, trockene Haut zu entfernen. Honig ist reich an natürlichen Heilmitteln.

Minze Lippenpeeling

Was man braucht:

2 Esslöffel Olivenöl (oder Kokosöl)

2 Esslöffel Zucker

8-10 Tropfen Pfefferminze (oder ätherisches Pfefferminzöl)

1/2 Teelöffel Traubenkernöl

Mische den Zucker mit dem von dir gewählten Weichmacher.

Füge 8-10 Tropfen Pfefferminzöl hinzu und mische es. Alternativ können Sie auch ätherisches Öl der Minze verwenden.

Geben Sie Traubenkernöl in die Mischung.

Tragen Sie das Peeling auf Ihre Lippen auf und reiben Sie es einige Minuten lang in kreisenden Bewegungen ein. Mit lauwarmem Wasser abspülen.

Warum das funktioniert

Zucker wirkt als natürliches Peeling, während Pfefferminzöl die Durchblutung unter den Lippen anregt und einen "gerade gebissenen" Effekt erzeugt, der die Lippen voller erscheinen lässt. Dieses DIY-Zuckerlippenpeeling ist auch sehr beruhigend und erfrischend für die Haut auf Ihren Lippen. Traubenkernöl ist leicht, ist mit Antioxidantien gefüllt und wirkt als wunderbarer natürlicher Feuchtigkeitsspender für Ihre Lippen.

Brauner Zucker & Honig-Peel

Was man braucht:

1 Esslöffel Honig

1 Esslöffel brauner Zucker

5-6 Tropfen ätherisches Lavendelöl

Den braunen Zucker mit Honig mischen. Füge ein paar Tropfen ätherisches Lavendelöl zu dieser Mischung hinzu. Nach der Mischung trage das Peeling auf Deine Lippen auf und reiben es in kreisförmigen Bewegungen zwei bis drei Minuten lang gut ein. Mit lauwarmem Wasser waschen und Lippenbalsam auftragen.

Warum das funktioniert

Dies ist eines der besten hausgemachten Zuckerlippenpeelings. Honig eignet sich gut, um Deine Lippen aufzuhellen. Es hilft auch, rissige Haut loszuwerden, so dass Deine Lippen gesünder erscheinen als zuvor. Lavendelöl pflegt die Lippen und ist hervorragend geeignet, um Sonnenbrand beim zarten Schmollmund zu verhindern.

Regenerative Schokoladen Lippenpeel-Maske

Was man braucht:

1 Esslöffel Kakaopulver

2 Esslöffel brauner Zucker

1 Teelöffel Vanilleextrakt

3/4 Teelöffel Honig

2 Teelöffel Olivenöl

Alle Zutaten in einer Glasschüssel mischen. Trage eine kleine Menge des Peelings auf Deine Lippen auf und reibe es mit sanften kreisenden Bewegungen. Lasse die Peel-Maske für ein paar Minuten auf Deinen Lippen wirken.

Mit einem weichen, feuchten Tuch abwischen oder mit lauwarmem Wasser abwaschen.

Warum das funktioniert

Diese hausgemachte Lippenpeeling-Maske erfüllt nicht nur das Verlangen nach Schokolade, sondern der Kakao hilft auch, die Lippen tief zu pflegen. Vanilleextrakt hat ein ganzes Bündel von Anti-Aging-Vorteilen und Antioxidantien, die Hautschäden durch freie Radikale verhindern und rückgängig machen.

Zimt Lippenpeeling für pralle Lippen

Was man braucht:

1/2 Teelöffel gemahlenes Zimtpulver

1/2 Esslöffel Honig

1/2 Esslöffel Olivenöl

Die Zutaten in einer Rührschüssel vermengen. Gut mischen. Trage das Peeling mit den Fingerspitzen auf und entferne damit sanft die abgestorbenen Hautzellen auf den Lippen.

Mit lauwarmem Wasser abspülen und mit Deinem Lieblingslippenbalsam weitermachen.

Warum das funktioniert

Zimt ist ein natürlicher Lippenplumper, so ist dieses Peeling eine narrensichere Technik, um pralle Lippen zu erreichen. Zimt wirkt auch als natürliches Peeling und hilft Dir, sofort pralle und weiche Lippen zu erreichen. Danach mit einem Lippenplumper den Effekt verstärken.

Orangen-Lippenpeel

<u>Was man braucht:</u>

2 Esslöffel getrocknetes Orangenschalenpulver

2 Esslöffel brauner Zucker

10 bis 12 Tropfen Mandelöl

Mahle die getrocknete Orangenschale zu einem feinen Pulver. Braunzucker und Mandelöl zum Pulver geben und die Zutaten in einer Schüssel vermengen.

Gebe diese Mischung für ca. 30 Sekunden sanft auf Deine Lippen und schrubbe sie damit sanft.

Reinige danach Deine Lippen mit einem feuchten Tuch oder wasche sie mit warmem Wasser. Wiederhole dies zweimal pro Woche. Das Peel ist mehrere Wochen haltbar, falls Du es verschlossen im Kühlschrank aufbewahrst!

Warum das funktioniert

Die in diesem Lippenpeeling enthaltene Orangenschale eignet sich hervorragend zur Behandlung dunkler und verfärbter Lippen. Mandelöl hilft, trockene, rissige Lippen zu pflegen und mit Feuchtigkeit zu versorgen,

LIPPENBEAUTY

während Zucker ein natürliches Peeling für gesunde Lippen ist.

Bubblegum Lippenpeeling

Was man braucht:

1 Esslöffel Zucker

1/2 Teelöffel natives Olivenöl extra

1-2 Tropfen Erdbeerextrakt

Evtl. rosa Lebensmittelfarbe

Zucker und Olivenöl in einer Rührschüssel mischen. Den Erdbeerextrakt in die Mischung geben und gut vermischen.

Füge eventuell ein paar Tropfen deiner Lebensmittelfarbe nach deinem Geschmack hinzu und rühr sie gut um.

Trage dieses Peeling mit sauberen Finger auf und lasse den Peelingzucker die abgestorbene Haut auf Deinen Lippen schrubben. Abwaschen.

Anschließend mit einem Lippenbalsam einreiben.

Warum das funktioniert

Dieses köstliche Lippenpeeling ist ein süßer Genuss für Deinen Schmollmund. Der Zucker entfernt abgestorbene Hautzellen,

LIPPENBEAUTY

um eine gesunde Haut darunter zu zeigen. Natives Olivenöl extra hydratisiert und versiegelt die Lippen mit Feuchtigkeit.

Der eventuelle Farbanteil ist nur dafür, dieses Bubblegum-Lippenpeeling für Dein Auge so attraktiv wie möglich zu machen.

Kiwi-Erdbeer Lippen-Scrub

Was man braucht:

1 pürierte Erdbeere

1/2 pürierte Kiwi

6 Esslöffel Zucker

2 Esslöffel Olivenöl

2 Tropfen Vitamin E

Püre die Erdbeere und Kiwi im Mixer und lege diese beiseite.

Zucker und Olivenöl in eine kleine Schüssel geben. Rühre die Mischung um, bis sie gut vermischt ist. Die pürierten Früchte zur Masse geben und wiederum gut umrühren.

Füge das Vitamin E für zusätzliche Nährstoffe hinzu.

Trage das kühle Peeling in kreisenden Bewegungen 30-40 Sekunden lang auf und lasse den Zucker die trockene Haut peelen. Mit warmem Wasser abspülen.

Warum das funktioniert

Dieses erfrischende Lippenpeeling für trockene Lippen ist eine kostengünstige Möglichkeit, Deine Lippen mit frischen

Früchten zu befeuchten und zu pflegen. Kiwi hilft, wunde und trockene Lippen zu beruhigen und macht sie weicher und geschmeidiger. Erdbeeren enthalten lebenswichtige Mineralien und Vitamine, die sogar bei verfärbten Lippen helfen.

Kaffee- und Honigpeeling

Was man braucht:

1 Esslöffel Kaffeemehl

1 Esslöffel Honig

Paar Tropfen Vitamin E

Kaffeemehl und Honig plus Vit. E in einer Rührschüssel mischen und gut umrühren.

Tupfe dieses Peeling auf Deine Lippen und massiere es in kreisenden Bewegungen für etwa eine Minute ein. Als Maske verwendet, kannst Du es noch eine Minute einwirken lassen.

Mit warmem Wasser abwaschen, um die Lippen sofort mit Feuchtigkeit zu versorgen.

Warum das funktioniert

Kaffee ist eine Geheimwaffein der Dermatologie, die Du auf Deiner Haut und Deinen Lippen benutzen kannst, um sie gesund und prall aussehen zu lassen. Diese Kombination aus Kaffeesatz und Honig ist eine zuverlässige Methode, um die Lippen zu peelen und mit Feuchtigkeit zu versorgen.

Mandel-Lippenpeeling

Was man braucht:

2 Esslöffel hellbrauner Zucker

1 Esslöffel Honig

1 Esslöffel Mandelöl

Die drei Zutaten mischen. Gut umrühren, bis alles gut vermischt ist. Reibe eine kleine Menge sanft an Deinen Lippen. Leicht abspülen, um den Zucker abzunehmen, aber etwas Mandelöl für die Hydratation einwirken lassen.

Warum das funktioniert

Mandelöl hilft, abgestorbene Zellen zu verjüngen und verhindert ein weiteres Aufplatzen der Lippen. Du kannst dieses Peeling regelmäßig anwenden, um gesunde, rosige Lippen zu erhalten.

Aufhellender Rosenblätter & Milchscrub

Was man braucht:

Rosenblätter

Milch

Nehme die Blütenblätter einer Rose und zerdrücke sie gut zusammen in Milch, um eine breiige Konsistenz zu erreichen.

Reibe dies wie ein normales Lippenpeeling auf Deine Lippen. Mit lauwarmem Wasser waschen. Anschließend mit einem Lippenbalsam einreiben.

Warum das funktioniert

Rosenblätter helfen, den Ton verfärbter Lippen auf natürliche Weise aufzuhellen. Seine antibakteriellen Eigenschaften helfen auch beim Schutz der Lippen. Kalte Milch hilft bei der Aufhellung der Lippen.

Zitronen-Lippenpeeling

Was man braucht:

1 Esslöffel Zitronensaft

1 Teelöffel Vaseline

2 Esslöffel Zucker

Nimm deinen Zucker und mische ihn mit dem Petrolat-Gelee (Original Vaseline) in einer Mischschüssel.

Geben Sie den Zitronensaft zu dieser Mischung hinzu.

Tupfen Sie ein wenig vom Peeling auf Ihre Lippen und massieren Sie es sanft für eine Minute.

Wischen Sie es mit einem feuchten Tuch ab oder waschen Sie es mit lauwarmem Wasser für helle, geschmeidige Lippen.

Warum das funktioniert

Zitronensaft wirkt wie ein natürliches Bleichmittel. Dieses Peeling hilft, abgestorbene Zellen zu entfernen, so dass neue, frische Haut entdeckt wird.

Vanille Kokosnuss Lippenpeeling

Was man braucht:

1 Teelöffel unraffiniertes Kokosöl

2 Teelöffel Zucker

1/4 Teelöffel Vanilleextrakt

Zucker, Kokosöl und Vanilleextrakt in einer Rührschüssel mischen.

Nimm eine kleine Menge und massiere sie für eine Minute auf deine Lippen.

Spülen Sie es mit warmem Wasser.

Warum das funktioniert

Kokosöl hilft, rissige Lippen zu beruhigen und spendet ihnen tiefe Feuchtigkeit. Zucker hilft beim Peeling von trockener und abgestorbener Haut, während Vanilleextrakt hilft, Sonnenbrand zu heilen.

Vitamin E Lippenpeeling

Was man braucht:

1 Esslöffel Honig

1 Teelöffel Olivenöl oder Kokosöl

1 Teelöffel Vitamin E

1 Esslöffel brauner Zucker

Mische deine Zutaten in einer Schüssel, bis alles gut vermischt ist.

Tragen Sie das Peeling auf, indem Sie Ihre Lippen mit einem sauberen Finger in einer kreisförmigen Bewegung reiben.

Mit lauwarmem Wasser abspülen.

Anschließend mit einem Lippenbalsam einreiben, um Feuchtigkeit zu binden.

Warum das funktioniert

Vitamin E ist ein natürlicher Conditioner und Antioxidans. Es behandelt rissige und gereizte Lippen sofort.

Minz-Schoko Kaffee Scrub

Was man braucht:

2 Esslöffel Zucker

1/2 Teelöffel Kakao

1/2 Teelöffel Kaffeemehl

1 Esslöffel Traubenkernöl oder Avocadoöl

3 Tropfen ätherisches Pfefferminzöl

Zucker, Kakao und Kaffeesatz in einer Schüssel mischen. Gebe das Traubenkernöl und Pfefferminzöl zu dieser Mischung hinzu und mische es, bis die gewünschte Konsistenz erreicht ist.

Tupfe es auf Deine Lippen und schrubbe es leicht etwa eine Minute lang. Mit lauwarmem Wasser abwaschen.

Warum das funktioniert

Traubenkernöl hilft die Lippen mit Feuchtigkeit zu versorgen und zu hydratisieren.

Aspirin Lippenpeeling

Was man braucht:

4 Aspirintabletten (ohne Beschichtung)
2 Teelöffel brauner Zucker
2 Teelöffel Honig
1 Teelöffel Olivenöl
1 Vitamin E-Kapsel

In einer sauberen Schüssel füge Aspirin und ein paar Tropfen Wasser hinzu, um diese aufzulösen. Füge die restlichen Zutaten hinzu, mische sie gut, und wenn die Konsistenz noch zu trocken ist, geben etwas mehr Öl hinzu.

Verwende Deine Finger oder eine Zahnbürste, um das Peeling auf Ihre Lippen aufzutragen. Mit lauwarmem Wasser abspülen.

Warum das funktioniert

Aspirin ist ein Acetylderivat der Salicylsäure. Wenn wir es mit Zucker kombinieren, hilft es, ein intensives Peeling mit der Kraft der BHA-Säure durchzuführen. Honig und Olivenöl hingegen spenden den Lippen Feuchtigkeit. Dies ist das beste hausgemachte Lippenpeeling zur Behandlung von Trockenheit der Lippenregion.

Meersalz und Zucker Lippenpeeling

Was man braucht:

1 Teelöffel Meersalz

2 Teelöffel Kokosöl

1-2 Tropfen ätherisches Lavendelöl (optional)

Die Zutaten gut vermischen. Trage es großzügig auf Deine Lippen auf und schrubbe es mit kreisenden Bewegungen, wobei die Lippen geschlossen sind. Etwa eine Minute lang sanft schrubben. Mit lauwarmem Wasser abspülen.

Warum das funktioniert

Meersalz wirkt als hervorragendes Peeling und Kokosöl ist ein ausgezeichneter Feuchtigkeitsspender. Dieses hausgemachte Peeling wird Dir im Handumdrehen rosige Lippen schenken.

Shea Butter-Zuckerpeel

Was man braucht:

1 Esslöffel Zucker

1 Esslöffel Sheabutter

Weiche Sheabutter mit Zucker mischen, bis die gewünschte Konsistenz erreicht ist. Großzügig auf die Lippen auftragen und eine Minute einmassieren. Mit lauwarmem Wasser waschen. Anschließend mit einem Lippenbalsam einreiben.

Warum das funktioniert

Sheabutter enthält die Vitamine A und E, die beide Feuchtigkeit spenden und rissige Lippen und Trockenheit beruhigen.

Lippen-Masken

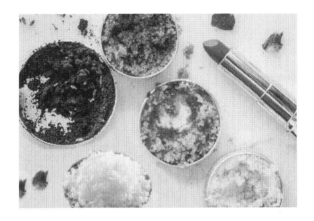

Lippenmasken sind ein Neuling in der Beauty-Szene, aber sie sind definitiv etwas, das man nicht verpassen sollte! Lippenmasken sind unerlässlich, um Deine Lippen prall und geschmeidig zu halten!

Es gibt Lippenmasken für verschiedene Bedürfnisse. Wenn Deine Lippen z.B. aufgesprungen sind, kannst Du eine Peeling-Lippenmaske ausprobieren. Wenn Deine Lippen nur nach etwas mehr Feuchtigkeit suchen, kannst Du eine feuchtigkeitsspendende Lippenmaske verwenden.

Für jeden Hauttyp gibt es eine spezielle Lippenmaske!

Wir alle wollen weiche und üppige Lippen, und eines der besten Dinge, die du für deine Lippen tun kannst, ist, sie mit der Nahrung zu versorgen, die sie brauchen.

Die Haut auf deinen Lippen ist superempfindlich und wird wahrscheinlich deinem Lebensstil, der Sonne und den rauen Wetterbedingungen zum Opfer fallen. Es ist an der Zeit, dass du deinem Schmollmund Aufmerksamkeit schenkst, wenn Du an trockenen, schälenden und rissigen Lippen leidest.

Und was gibt es Besseres, als mit natürlichen Nährstoffen die Lippen zu hydratisieren und schneller zu heilen?

Honig & Kokosöl-Maske

Was man braucht:

1 Teelöffel Honig

1 Teelöffel Kokosöl

Die Zutaten miteinander gut vermischen. Danach sanft auf die Lippen auftragen. 10 bis 15 Minuten einwirken lassen, damit die Nährstoffe ihre Wirkung entfalten.

Honig und Kokosöl klingen wie die Anfänge eines köstlichen Gebäcks, aber es ist eigentlich eine unglaublich feuchtigkeitsspendende Lippenmaske!

Sie werden das Kokosöl ein wenig weicher machen wollen, bevor Sie es mit dem Honig mischen. Sie können es entweder für ca. 15 Sekunden in die Mikrowelle stellen oder für ca. zwei Minuten in eine Pfanne auf dem Herd bei schwacher Hitze stellen.

Nachdem das Kokosöl weich ist, mischen Sie es einfach mit dem Honig und tragen es auf Ihre Lippen auf. Diese Maske ist eine super effektive Methode, um Lippenkonturen zu bekämpfen.

Avocado & Honig - Maske

Was man braucht:

1 Teelöffel Honig

2 Teelöffel zerdrückte Avocado

Die Zutaten miteinander gut vermischen. Danach sanft auf die Lippen auftragen. 10 bis 15 Minuten einwirken lassen, damit die Nährstoffe ihre Wirkung entfalten.

Diese Lippenmaske ist ähnlich wie die letzte, verwendet aber Avocado anstelle des Kokosöls. Die Avocado ist voll von Vitaminen und Mineralien, die Ihre Lippen wieder auffüllen und mit Feuchtigkeit versorgen! Wir empfehlen die Honig- und Avocado Maske zur Behandlung von Raucherlinien.

Einfach eine reife Avocado in einer Schüssel zerdrücken und zwei Teelöffel ausmessen. Dann den Honig unterrühren und schon kann es losgehen.

Honig & Gurke - Lippenmaske

Was man braucht:

1 Teelöffel Honig

2 Teelöffel zerdrückte Gurke

Die Zutaten miteinander gut vermischen. Danach sanft auf die Lippen auftragen. 10 bis 15 Minuten einwirken lassen, damit die Nährstoffe ihre Wirkung entfalten.

Gurken sind ein weiterer ausgezeichneter Bestandteil der Lippenmaske. Sie sind voller Wasser und Antioxidantien, so dass es keine Überraschung ist, dass die Gurke gut für Ihre Haut ist.

Joghurt & Kiwi - Maske

Was man braucht:

2 Teelöffel griechischer Joghurt

1 Teelöffel zerquetschte Kiwi

Die Zutaten miteinander gut vermischen. Danach sanft auf die Lippen auftragen. 10 bis 15 Minuten einwirken lassen, damit die Nährstoffe ihre Wirkung entfalten.

Joghurt Lippenmasken sind eine einfache und effektive Möglichkeit, tote Hautzellen auf den Lippen loszuwerden. Die Milchsäure im Joghurt hilft, alte Hautzellen abzuschälen, so dass neuere, hellere Haut durchscheinen kann.

Kiwi ist eines dieser Superfoods, das allzu oft übersehen wird. Benutze Kiwi in deiner Lippenmaske und halte sie auch in deiner Ernährung!

Ananas & Quark – Maske

Was man braucht:

1 Teelöffel zerquetschte Ananas

1 Teelöffel Quark

Paar Tropfen Zitronensaft

Die Zutaten miteinander gut vermischen. Danach sanft auf die Lippen auftragen. 10 bis 15 Minuten einwirken lassen, damit die Nährstoffe ihre Wirkung entfalten.

Quark ist eine effektive Möglichkeit, die Lippenhaut sanft und natürlich zu beruhigen. Besonders nach einem Sonnenbrand ist diese Maske zu empfehlen. Die Enzyme in der Ananas helfen alte Hautzellen abzuschälen, so dass neuere, gesunde Haut durchscheinen kann.

Joghurt & Zitronen-Peelmaske

Was man braucht:

2 Teelöffel (griechischer) Joghurt

1 Teelöffel Zitronensaft

Die Zutaten miteinander gut vermischen. Danach sanft auf die Lippen auftragen. 10 bis 15 Minuten einwirken lassen, damit die Nährstoffe ihre Wirkung entfalten.

Diese Lippenmaske ist etwas stärker als die anderen, da sie sowohl Milchsäure (aus dem Joghurt) als auch Zitronensäure (aus dem Zitronensaft) enthält. Es wirkt im Wesentlichen wie ein Lippenpeeling.

Wenn Sie super trockene oder empfindliche Lippen haben, sollten Sie sich vielleicht an die feuchtigkeitsspendenden Honigmasken halten.

Olivenöl & brauner Zucker Peelmaske

Was man braucht:

2 Teelöffel Olivenöl

1 Teelöffel brauner Zucker

Die Zutaten miteinander gut vermischen.

Reiben die Mischung einfach für etwa drei Minuten leicht auf Deine Lippen. Dann lasse es etwa fünf Minuten ruhen, bevor Du es mit Wasser abwäschst.

Die Lippenmaske aus Olivenöl und braunem Zucker ist ein sanftes, rein natürliches Peeling. Während das Olivenöl Feuchtigkeit spendet, entfernt der braune Zucker sanft abgestorbene Haut und hinterlässt weiche, glatte Lippen.

Aloe Vera & Zucker-Maske

Was man braucht:

2 Teelöffel vollnatürliches Aloe Vera Gel

1 Teelöffel Rohzucker

Diese Maske ist eine zweite Option für eine natürliche, peelende Lippenmaske. Es befreit die abgestorbene Haut und liefert Tonnen von Vitaminen und Mineralien gleichzeitig! Hier ist, was zu verwenden ist:

Wie bei der obigen Maske aus Olivenöl und braunem Zucker sollten Sie diese Lippenmaske ca. drei Minuten lang sanft einmassieren. Dann lassen Sie es noch etwa fünf Minuten ruhen und wischen Sie es ab, um glatte, üppige Lippen zu erhalten!

Dies gilt insbesondere, wenn Sie mit Lachfalten, Lachfalten oder anderen Falten um Ihren Mund herum zu kämpfen haben.

Anti-Aging Lippenmaske

Was man braucht:

1/2 Teelöffel Kokosöl

Das Kokosöl auf den Lippen einziehen lassen.

Warum es funktioniert:

Mehr als jedes andere Vitamin ist Vitamin E eines der stärksten Mittel, das mit der Reduzierung des Alterns und altersbedingter Erkrankungen verbunden ist. Mit zunehmendem Alter sinkt unser Vitamin-E-Spiegel.

Da unser Körper es nicht produzieren kann, müssen Sie sicherstellen, dass Sie viel Vitamin E durch Ihre Ernährung oder Nahrungsergänzungsmittel erhalten.

Kokosöl enthält gute Mengen des Antioxidans Vitamin E, das die Haut schützt und repariert, und es ist auch eine wunderbare Feuchtigkeitsquelle für Deine Lippen.

Anti-Falten Lippenmaske

Was man braucht:

1 Teelöffel weiche Shea-Butter

Paar Tropfen Vitamin A

Paar Tropfen Vitamin E

Die Zutaten miteinander gut vermischen und auf die Lippen auftragen und vollständig einziehen lassen.

Zimt & Pfefferminz Lippen-Vergrößerungsmaske

Was man braucht:

½ Teelöffel Zimtpulver

1 Tropfen Pfefferminzöl

Pfefferminzöl und Zimtpulver mischen. Mische sie gut und trage es auf Deine Lippen auf. Einige Minuten einmassieren und dann sanft abwischen. Deinen Lippenbalsam auftragen.

Warum es funktioniert:

Sowohl Pfefferminze als auch Zimt wirken sehr effizient bei der Auslösung von ungefährlichen Schwellungen in den Lippen. Achte jedoch darauf, das Pfefferminzöl sinnvoll zu verwenden. Verwende nicht mehr als einen Tropfen.

Lippenbalsame

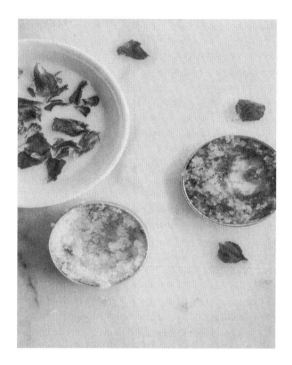

Du kannst Lippenbalsame kreieren, die speziell auf Deine Lippen zugeschnitten sind und 100% natürlich ist.

Am besten lagern Sie Ihren selbstgemachten Lippenbalsam oder eine DIY-Kosmetik im Kühlschrank, da diese Produkte keine Konservierungsstoffe enthalten.

Wenn Sie Bienenwachs als Zutat verwenden, sollte es immer vor dem Schmelzen zerkleinert werden.

LIPPENBEAUTY

Selbstgemachte Lippenbalsame sind auch ein tolles Geschenk für Deine Freunde und Lieben!

Getönter Rosen-Lippenbalsam

Was man braucht:

1 Esslöffel Bienenwachs

½ Esslöffel Rizinusöl

3 Esslöffel Rosenöl mit eingegossenem Öl

1 Teelöffel Vanilleextrakt

1 Esslöffel Kakaobutter

¼ Teelöffel pulverisierte Alkannawurzel

Schmelze das Bienenwachs und geben das Rizinusöl, die Kakaobutter und das Rosenöl dazu. Füge Vanilleextrakt hinzu.

Füge das Alkannawurzelpulver hinzu, um eine natürliche Farbe zu erhalten.

Wenn die Mischung abkühlt, gieße diese in einen Lippenbalsambehälter und lege es solange in den Kühlschrank, damit es fest wird.

Kakaobutter ist eine unglaubliche Zutat für einen Winterlippenbalsam, da es die Lippen Schutz bietet.

Pfefferminzöl Lippenbalsam

Was man braucht:

1 Teelöffel Kokosnussöl
1 Esslöffel weiße Bienenwachs-Pellets
1 Teelöffel süßes Mandelöl
2 bis 3 Tropfen ätherisches Pfefferminzöl

Das Bienenwachs in einem Doppelkessel erhitzen und das Kokosöl und das Süßmandelöl dazugeben. Verwende ein Essstäbchen, um die Zutaten umzurühren. Das ätherische Pfefferminzöl mit dem Essstäbchen unterrühren.

Sobald die Mischung abgekühlt ist, gieße sie in Dosen oder Röhrchen und lasse den Lippenbalsam aushärten.

Shea Butter Lippenbalsam

Was man braucht:

1 Esslöffel Sheabutter

1 Esslöffel Bienenwachs

1 Esslöffel rohes, biologisches Kokosöl

1 Teelöffel Honig

4-5 Tropfen ätherisches Zitronenöl

Beginnen Sie, indem Sie die Sheabutter, das Bienenwachs und das Kokosöl in einen Topf geben und einen Doppelkessel erstellen, um die Zutaten auf Ihrem Herd zu erhitzen.

Sobald sie geschmolzen sind, Honig und das ätherische Öl in die Mischung einrühren.

Nachdem es abgekühlt ist, in Tuben oder Gläser nach Ihren Wünschen geben.

Tragen Sie dies auf, wenn Sie das Gefühl haben, dass Ihre Lippen etwas Feuchtigkeit benötigen. Es wirkt auch hervorragend bei Fieberbläschen.

Limettenbalsam

Was man braucht:

1 Esslöffel Kokosnussöl

1 Teelöffel Kakaobutter

1 Teelöffel Mandelöl

1 Teelöffel Bienenwachs

5 bis 10 Tropfen ätherisches Limettenöl

Kakaobutter, Kokosöl, Bienenwachs und Mandelöl bei mittlerer Hitze in einer Schüssel (Wasserbad) schmelzen.

Rühre die Mischung häufig um, bis sie schmilzt, und nehme sie dann vom Herd. Erst dann das ätherische Limettenöl hinzufügen und umrühren.

Gieße den Lippenbalsam in Gläser oder Dosen und lasse ihn abkühlen, bevor Du den Deckel schließt.

Grapefruit Lippenbalsam

Was man braucht:

1 Esslöffel Rizinusöl

1 Esslöffel Sheabutter

2 Esslöffel Kokosöl

¼ -½ Teelöffel ätherisches Grapefruit-Öl

Beginne die Sheabutter, das Bienenwachs, das Kokosöl und das Rizinusöl bei schwacher Hitze in einem kleinen Topf zu erhitzen. (Wasserbad)

Vom Herd nehmen und erst dann das ätherische Grapefruitöl hinzufügen und es gut durchmischen.

Den Lippenbalsam in Behälter geben.

Ahorn & Mandel - Lippenbalsam

Was man braucht:

5g Bienenwachs

3g natives Kokosnussöl

4g süßes Mandelöl

4g Kakaobutter

2g Soja-Lecithin

4g dunkler Ahornsirup

Kakaobutter, Kokosöl, Bienenwachs, Süßmandelöl, Sojalecithin und Ahornsirup in einen Doppelkessel geben und die Zutaten bei mittlerer Hitze schmelzen lassen.

Sobald Sie es vom Herd genommen haben, verrühren Sie die Mischung und schlagen Sie es weiter, während es abkühlt.

Wenn die Mischung emulgiert ist und auf Raumtemperatur abgekühlt ist, geben Sie den Lippenbalsam in Dosen oder Gläser.

Vanille & Orange - Lippenbalsam

Was man braucht:

1 Esslöffel Kokosnussöl

1 Esslöffel Olivenöl

2 Teelöffel geriebenes Bienenwachs

2 Teelöffel Sheabutter

6-8 Tropfen süßes ätherisches Orangenöl

1/8 Teelöffel Vanilleextrakt

Füge die Öle, das Bienenwachs und die Sheabutter in einen Doppelkocher und lasse die Zutaten bei mittlerer Hitze schmelzen.

Die Zutaten verrühren, um sie zu kombinieren.

Sobald Sie vom Herd genommen haben, geben Sie das ätherische Öl und den Vanilleextrakt hinzu und rühren Sie erneut um.

Langsam in leere Lippenbalsamgläser oder Dosen geben.

Lavendel-Minze-Lippenbalsam

Was man braucht:

1 Esslöffel Bienenwachs

2 Esslöffel Sheabutter

1 Esslöffel Kokosnussöl

6 Tropfen ätherisches Pfefferminzöl

6 Tropfen ätherisches Lavendelöl

Bienenwachs, Kokosöl und Sheabutter in einem kleinen Topf bei niedriger Hitze schmelzen.

Behälter vom Herd nehmen, gebe die ätherischen Öle hinzu und verrühre sie gut, um das Öl in der Mischung zu verteilen.

In Lippenbalsambehälter füllen und abkühlen lassen, bis es fest wird.

Himbeere & Zitronen & Kokosbalsam

Was man braucht:

2 Himbeeren

1 Teelöffel Gelatine

2 Esslöffel natives Kokosnussöl

3-4 Tropfen ätherisches Zitronenöl

Ein Löffel und eine mikrowellengeeignete Schale

Festes Kokosöl in der Mikrowelle für ca. 20 Sekunden erhitzen.

Die Himbeeren zerdrücken. Gelatine mit 1 EL heißem Wasser zu einer Mischung vermengen, bis sich die Gelatine auflöst, danach Mixtur mit den Himbeeren mischen. Flüssiges Kokosöl und das ätherische Zitronenöl hinzufügen und gut vermischen.

Gieße die Mischung vorsichtig in einen Lippenbalsambehälter und lege es in den Kühlschrank, bis es aushärtet.

Kokos & Shea-Lippenbalsam

Was man braucht:

2 Esslöffel Sheabutter

2 Esslöffel Bio-Kokosöl

2 Esslöffel Bienenwachs-Pastillen

10 Tropfen ätherisches Pfefferminzöl

Bienenwachs, Sheabutter und Kokosöl bei mittlerer Hitze ins Wasserbad geben und umrühren, bis es schmilzt.

Füge ätherische Öle Deiner Wahl hinzu und teste eine winzige Menge auf deinem Arm, um sicherzustellen, dass der Duft nicht zu stark ist.

Übertrage den Balsam in saubere Behälter.

Warte bis es vollständig abgekühlt ist und es aushärtet, bevor Du es verschließt.

Minze & Schoko-Lippenbalsam

Was man braucht:

2 Teelöffel weiße Bienenwachs-Pellets

1 Teelöffel Kakaopulver

2 Teelöffel süßes Mandelöl

Ein paar Tropfen Pfefferminzöl

Beginne damit, die weißen Bienenwachspellets in der Mikrowelle oder im Wasserbad vorsichtig (!) zu schmelzen.

Das Kakaopulver unterrühren, bis es sich gleichmäßig vermischt hat. Füge das Süßmandelöl und das Pfefferminzöl hinzu.

Sobald es abgekühlt ist, gieße es in kleine Behälter zur Aufbewahrung.

Verwende diesen köstlichen Lippenbalsam, wenn Deine Lippen eine extra Portion Feuchtigkeitsversorgung benötigen.

Getönte Lippenbalsame

Natürliche Farbstoffe

Alkannawurzelpulver und Krappwurzelpulver sind wunderbare Zusatzstoffe bei der Herstellung von natürlich getöntem Lippenbalsam.

Sie bieten schöne Rot- und Brauntöne und können für eine Vielzahl von Farbtönen verwendet werden.

Der knifflige Teil besteht darin, das Pulver vollständig gut zu mischen. Dazu musst Du das Pulver in ein helles Trägeröl einfüllen.

Süßes Mandelöl, Sonnenblumenöl oder Macadamianussöl sind eine gute Wahl.

Das Einfüllen der Öle ist ein einfacher Prozess, bei dem Du das Öl in einem Doppelkessel erhitzt, dann die gewünschte Menge an Pulver hinzufügst und umrührst, bis es vollständig vermischt ist.

Lippenbalsam Basis

Sie können wirklich jedes Öl wählen, aber ich neige dazu, eine Kombination aus harten und weichen Ölen zu verwenden. Das macht einen etwas härteren Lippenbalsam.

Für dieses Rezept habe ich Kakaobutter als mein Hartöl gewählt, weil sie bereits eine große hellbraune Farbe hat und wunderbar feuchtigkeitsspendend ist. Kakaobutter spendet der Haut Feuchtigkeit und bietet zudem eine Schutzbarriere.

Schließlich wäre es kein Lippenbalsam ohne Bienenwachs. Verwende Bienenwachspastillen, die leichter zu schmelzen sind. Lippenbalsame mit Bienenwachs haben auch ein tolles seidiges Gefühl und halten eine ganze Weile.

Das Rezept reicht für drei 30 Gramm-Lippenbalsam-Dosen und eine Dose hält mindestens einen Monat.

Lippenbalsambasis:

Was man braucht:

45g Süßmandelöl

15g Bienenwachspastillen

30g Kakaobutter

Lippenbalsam-Dose

Bienenwachs und Kakaobutter in einem Wasserbad schmelzen. Nach dem Schmelzen das Süßmandelöl hinzufügen. Gut umrühren. Vorsichtig vom Herd nehmen (es wird heiß!). In Dosen füllen.

Vollständig abkühlen lassen und dann die Kappe zuschrauben.

Der Lippenbalsam ist ein wenig hart, also sollte es auch so festbleiben, am besten nicht in die Sonne stellen.

Rot-Braune Töne

Was man braucht:

1½ Teelöffel Alkanna - Wurzelpulver

90 Gramm Lippenbalsambasis

Die Lippenbalsambasis vom letzten Rezept im Wasserbad erhitzen.

Füge die gewünschte Menge an Pulver hinzu. Rühre, bis das Öl die gewünschte Farbe erreicht hat. In Dosen abfüllen.

Tiefe Rot Töne

<u>Was man braucht:</u>

1 Teelöffel Krappwurzelpulver

½ Teelöffel Alkanna - Wurzelpulver

90 Gramm süßes Mandelöl

Die Lippenbalsambasis vom letzten Rezept im Wasserbad erhitzen.

Füge die gewünschte Menge an Pulver hinzu. Rühre, bis das Öl die gewünschte Farbe erreicht hat. In Dosen abfüllen.

Bräunliche-Rosa Töne

Was man braucht:

1½ TL Krappwurzelpulver

90 Gramm süßes Mandelöl

Die Lippenbalsambasis vom letzten Rezept im Wasserbad erhitzen.

Füge die gewünschte Menge an Pulver hinzu. Rühre, bis das Öl die gewünschte Farbe erreicht hat. In Dosen abfüllen.

Reines ätherisches Öl Lippenbalsam

Was man braucht:

¼ Tasse Mango- oder Kakaobutter

Etwas Sojawachs oder Bienenwachs

Mehrere Tropfen Ihres Lieblings-Ätherischen Öls

1 Teelöffel Rote-Beete-Pulver

Schmelze das Sojawachs in einem Wasserbad. Die Mangobutter in das Wachs geben und mischen. Füge Dein Lieblings-Ätherisches Öl wie Grapefruit oder Pfefferminze hinzu.

Für die Farbe eine kleine Menge Rote Beete -Pulver zugeben und gut umrühren, bis keine Klumpen mehr vorhanden sind. Lasse den Lippenbalsam abkühlen und gieße ihn dann vorsichtig in Behälter.

Lippen-Vergrößerung: Lippen-Plumper

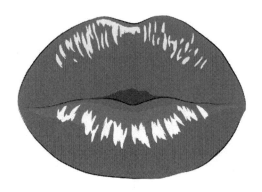

Lippen, die nicht üppig genug sind, lassen einen manchmal sehnsüchtig seufzen, wenn man in den Spiegel schaut, besonders wenn sie ganz oben auf der Liste der Schönheits-Trends stehen.

Viele von uns, darunter berühmte Prominente, entscheiden sich für teure Lösungen wie Injektionen, Füllstoffe und Operationen.

Du kannst Dich natürlich für sie entscheiden, aber hast Du jemals an die Operationen gedacht, die schief gelaufen sind? Diejenigen, die am Ende das "Schauen in den Spiegel" noch qualvoller machen könnten? So wäre es sicherlich besser, es zu vermeiden und dem natürlichen Weg zu folgen, um Dein Ziel zu erreichen, prallere Lippen zu haben, die Deine Schönheit nur noch unterstützen werden.

Wie funktionieren diese Rezepte?

Das Geheimnis, um die Lippen prall zu machen ist: gewollte Reizung.

Klingt beängstigend, ist es aber nicht.

Nun, wir sprechen hier nicht von Allergien als Irritation, überhaupt nicht. Die Reizung hier ist nur, um den Lippen etwas Volumen zu verleihen.

Die in den Lippenplumpern zugesetzten Inhaltsstoffe haben eine gefäßerweiternde Wirkung. Dadurch werden die Blutgefäße und die Durchblutung an diesen Stellen erweitert, wodurch die Lippen mehr Volumen erhalten.

Die Lippenplumper sollten mindestens zweimal täglich aufgetragen werden. Dadurch wird der Kollagenspiegel in den Lippen erhöht und sie werden voluminös.

Zimt, ein Wunder der Natur

Wer hätte gedacht, dass Zimt das Geheimnis der Natur ist, um praller aussehende Lippen zu haben? Zimt stimuliert die Durchblutung der Lippen unter der Haut und zwingt den zusätzlichen Blutfluss zum Aufpolstern. Du wirst ein leichtes prickelndes Gefühl spüren, aber das ist okay. Es ist nur der Zimt, der den Blutfluss fördert.

Die gleiche Wirkung hat das Zimtöl und das Pfefferminzöl.

Was Du fühlen wirst:

Deine Lippen werden sich sofort weicher und geschmeidiger anfühlen! Der Zimt macht sich an die Arbeit, indem er das Blut dazu anregt, zu Deinen Lippen zu fließen, um mehr Volumen in Deinem Lippenbereich zu erzeugen!

Lippenplumper-Öl

Was man braucht:

Zahnbürste

Kleine Schale oder Tasse

3-4 Tropfen Ätherisches Pfefferminzöl

1-2 Tropfen Ätherisches Zimtöl

1/2 TL Öl (Olive, Avocado, Jojoba, etc.)

Gebe das Öl in eine kleine Schüssel, füge 3-4 Tropfen ätherisches Pfefferminzöl und 1-2 Tropfen ätherisches Zimtöl hinzu.

Nimm Deine Zahnbürste, tauche sie in das Öl und mische sie herum. Dann die Zahnbürste auf die Lippen auftragen und mit leichtem Druck reiben.

Du wirst ein prickelndes Gefühl auf deinen Lippen spüren. Nach ein oder zwei Minuten bist Du fertig.

Reibe den Rest des Öls mit dem Finger auf Deine Lippen und entferne den Überschuss mit einem Tuch. Deine Lippen werden weiterhin ein kleines Kribbeln spüren.

Butteriger Lippenplumper

Kakaobutter kann sehr hilfreich sein, um den Lippen neben der Feuchtigkeitsversorgung auch Volumen zu verleihen. Dieses reichhaltige Fettderivat hat weichmachende Eigenschaften, die Ihre Lippen schützen und die Lippen mit der notwendigen Feuchtigkeit versorgen. Also, lassen Sie uns einen weiteren DIY-Lippenplumper vorbereiten, wie den hier.

<u>Was man braucht:</u>

Rohe Kakaobutter (1 Esslöffel)

Olivenöl oder Mandelöl (1 Teelöffel)

Ätherisches Zimtöl aus Zimt

Beginnen Sie, indem Sie etwas rohe Kakaobutter in die Rührschüssel geben.

Lass es schmelzen und mische etwas Mandelöl dazu.

Füge etwa 5-8 Tropfen ätherisches Zimtöl zur Paste hinzu. Gut vermischen und in Lippenbalsambehälter geben.

Tragen Sie es auf Ihre Lippen auf. Es zu lassen oder abzuwaschen ist völlig freiwillig.

Glänzender Vergrößerungsgloss

<u>Was man braucht:</u>

eine Tube unparfümierten, klaren Lipgloss
6 Tropfen Pfefferminzöl
1/8 Teelöffel Cayenne-Pulver

Zutaten miteinander vermischen und in Behälter füllen.

Mehrmals am Tag auftragen, um vollere Lippen zu erhalten.

Anti-Aging Lippen-Plumper

Was man braucht:

1/2 Teelöffel gemahlener Zimt
Vitamin E - Kapsel

Gebe zwei Tropfen der Vitamin-E-Flüssigkeit aus der Kapsel in den gemahlenen Zimt. Mache eine Paste und massiere es 5-10 Minuten lang auf den Lippen.

Warum es funktioniert:

Das Zimtpulver reinigt Deine Lippen und macht sie prall, während das Vitamin E Deine Lippen feucht hält. Zudem versorgt es mit wertvollen Anti-Aging-Nährstoffen.

Der bunte Lippenplumper

Was man braucht:

Lippenstift in Deiner Lieblingsfarbe

Vaseline oder Kakaobutter

Zimtöl

Mandelöl

Lippenbalsambehälter

Eine hitzebeständige Mischschüssel

Nimm eine Rührschüssel und füge etwas Vaseline hinzu.

Schneide einen Teil Deines Lippenstiftes ab. Je mehr Lippenstift hinzugefügt wird, desto höher ist die Pigmentierung.

LIPPENBEAUTY

Stellen Sie nun diese Schale (keine aus Metall) für etwa 30 Sekunden in die Mikrowelle. Den heißen und geschmolzenen Inhalt gut umrühren.

Füge etwas ätherisches Zimtöl und Mandelöl hinzu. Nochmals gut vermischen.

Entleere die Mischung in den Lippenbalsambehälter, bevor es abkühlt.

Nach dem Abkühlen trage etwas Plumper auf Deine Lippen auf und beobachte die magische Verwandlung.

LIPPENBEAUTY

Tipps bei der Verwendung von Lippenplumper

Führe immer einen Pflastertest durch, bevor Du Zimtöl verwendest. Es kann sehr brennen, wenn es in größeren Mengen angewendet wird. Passe die Menge an Zimtpulver oder -öl je nach Empfindlichkeit Deiner Haut an. Nach und nach die Zimtöl-Tropfen hinzufügen.

Bevor man Zimt auf die Lippen aufträgt, schäle diese mit einem Peeling ab. Dies hilft bei der Entfernung von Unreinheiten und abgestorbenen Hautzellen.

Verwende niemals Zimt oder andere Gewürze auf rissigen Lippen. Dies führt zu einem brennenden Gefühl und ist extrem schmerzhaft.

Reibe niemals zu viel Zimt auf Deine Lippen. Reibe es eine Weile und lass es einziehen. Andernfalls wird die Haut zu sehr gereizt.

Du kannst Lip-Plumper täglich anwenden, jedoch trage niemals Lip-Plumper über Nacht auf, wenn Du schläfst. Das ist unnötig und schadet der Hautstruktur!

Wie man mit einfachen Schritten weiche Lippen bekommt

Die Haut, die Ihre Lippen bedeckt, kann schwer zu pflegen sein, da es sich um eine der dünnsten Hautformen Ihres Körpers handelt.

Während bestimmte Teile deines Gesichts - wie deine Wangen - bis zu 16 Hautschichten haben, haben deine Lippen nur vier oder fünf Schichten.

Deswegen brauchen Lippen eine besondere Pflege.

HALTE DEINE LIPPEN FEUCHT

Scheint ein Kinderspiel zu sein, oder? Natürlich ist es wichtig, die Lippen feucht zu halten! Die Frage ist: Wie?

Beginne mit den Grundlagen! Verwende einen Lippenbalsam häufig den ganzen Tag über.

WÄHLE EINEN LIPPENBALSAM MIT LSF AUS

Wenn Du das Glück hast, noch nie einen Sonnenbrand auf deinen Lippen bekommen zu haben, dann lass uns diejenigen sein, die Dir sagen - es ist das Schlimmste! Es ist sowohl schmerzhaft als auch unansehnlich!

Stell Dir den schlimmsten Fall von aufgesprungenen Lippen vor, den Du je hattest, und multipliziere ihn mit zehn. Es ist wirklich so schlimm.

Also, was ist die Lösung? Wähle einen Lippenbalsam oder Lippenstift mit LSF! Dadurch wird verhindert, dass die UV-

LIPPENBEAUTY

Strahlen der Sonne Deine empfindlichen
Lippen schädigen

TRAGE DEN RICHTIGEN LIPPENSTIFT

Nicht alle Lippenstifte sind gleich. Einige von ihnen enthalten z.B. Parabene.

Heutzutage werden einige Lippenstifte aus natürlichen Pflanzenölen oder Bienenwachs hergestellt und man verwendet natürliche Farbstoffe. Wenn möglich, nimm einen dieser Lippenstifte.

Du kannst auch einen Lippenstift wählen, der Vitamine oder andere feuchtigkeitsspendende Inhaltsstoffe enthält. Dies wird Deine Lippen weich und feucht halten und gleichzeitig die Farbe liefern, nach der Du Dich sehnst!

VERWENDE LIPPENPRODUKTE OHNE ZUSATZ VON AROMEN UND DÜFTEN

Aromen und Düfte wirken wunderbar, können aber Deine Haut schädigen. Dazu gehören Lippenbalsame und Lippenstifte mit Geschmack oder Duft.

Die Zutaten, die verwendet werden, um Lippenprodukten ihre köstlichen Düfte und Aromen zu verleihen, sind oft Zutaten auf chemischer Basis, die die Lippen reizen und austrocknen können. Es ist am besten, sie ganz zu vermeiden.

VERMEIDE DEINE LIPPEN ZU BEISSEN UND ZU LECKEN

Um weiche, küssbare Lippen zu erhalten, musst Du sanft sein!

Das Beißen verursacht Schäden während das Lecken der Lippen tatsächlich Feuchtigkeit entziehen und die Lippen austrocknen kann.

GUTE-NACHT SCHUTZ

Um Ihren Lippen zusätzlichen Schutz zu geben, tragen Sie vor dem Schlafengehen eine dünne Schicht gute, altmodische Vaseline auf. Vaseline ist ein so genanntes Okklusivmittel. Dies bedeutet im Grunde genommen, dass es eine Barriere auf Deiner Haut bildet, die Feuchtigkeit und Feuchtigkeit speichert. Die nächtliche Anwendung ist eine effektive Möglichkeit, die gewünschte Weichheit zu erreichen.

Auch reine Shea-Butter hilft die Lippen schön weich zu halten, und das nicht nur in der Nacht.

HOLE DIR DEINE SCHÖNHEITSRUHE

Der Schönheitsschlaf, die einfachste und angenehmste Art, Deine Haut weich und geschmeidig zu halten. Hier sind ein paar einfache Schlaftipps:

LIPPENBEAUTY

Schlafe auf dem Rücken, um Reibungen und Schäden an den Lippen und der Gesichtshaut zu vermeiden.

Lasse einen Luftbefeuchter während der Nachtruhe laufen, um die Lippen weich und feucht zu halten.

Hole Dir mindestens sechs Stunden Schlaf pro Nacht. Sieben oder acht Stunden sind noch besser!

Schlusswort

Unzählige Rezepte und Tipps haben Dich durch diesen Ratgeber begleitet.

Beginne noch heute mit der wertvollen Pflege Deiner Lippen!

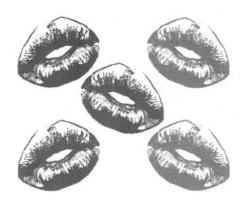

Impressum

Beauty Academy

Anna Chodak

Bahnhofstrasse 11

A-6176 Völs

Weitere Bücher von Beauty Academy

10 Jahre jünger: Anti Aging / Reverse Aging von innen und außen

https://www.amazon.de/dp/B07PQN3WP2

Masken & Peels zum Selbermachen: Naturkosmetik selbst gemacht

https://www.amazon.de/gp/product/B07NLC2MSS

Intervallfasten & Heilfasten für Anfänger und Profis

https://www.amazon.de/gp/product/B07PLJZ3PT

Printed by Amazon Italia Logistica S.r.l.
Torrazza Piemonte (TO), Italy

22030252R00053